Testosterone

elemento fondamentale

Tim Roseberg

Testosterone

ELEMENTO FONDAMENTALE

Tim Roseberg

EDITORE: ROSEBERG EDITORIALS

ANNO DI PUBBLICAZIONE: 2024

Ringraziamenti

Iniziare questo viaggio nel mondo del benessere e della salute è un privilegio che non posso fare a meno di condividere con coloro che hanno illuminato il mio cammino e reso possibile questa avventura. A due figure straordinarie dedico i miei ringraziamenti più sinceri.

Prima di tutto, alla mia compagna, che è stata il faro costante della mia vita. Grazie per il tuo amore, il tuo sostegno incondizionato e la tua comprensione. Sei la mia fonte di ispirazione quotidiana, e senza di te, questo progetto non avrebbe la stessa vitalità.

Un ringraziamento speciale va anche al mio cugino Jaco, che ha condiviso con me la sua saggezza e la sua passione per il benessere attraverso un'alimentazione consapevole. Le tue conoscenze e la tua dedizione hanno aperto nuove porte nella mia vita, guidandomi verso una consapevolezza più profonda del legame tra nutrizione e salute.

Entrambi avete lasciato un'impronta indelebile nel mio percorso, e per questo sono profondamente grato. Questo libro è il risultato del vostro contributo prezioso, e spero che possa essere un tributo alla nostra crescita condivisa.

Grazie di cuore, Tim Rosenberg

Indice

Introduzione:

Il Profondo Influsso del Testosterone

Un'Esplorazione Dettagliata sulla Sua Importanza per la Salute e il Benessere Umano

Il testosterone, spesso riconosciuto come l'ormone chiave del genere maschile, è in realtà una forza motrice multidimensionale che permea la fisiologia umana, influenzando una vasta gamma di funzioni vitali per la salute e il benessere. Approfondiamo ulteriormente la portata del suo impatto, esplorando il suo ruolo intricato in diverse sfere della salute umana.

Sviluppo e Mantenimento delle Caratteristiche Sessuali econdarie

Il testosterone, noto per la sua influenza durante la pubertà, è il motore dietro lo sviluppo di caratteristiche sessuali secondarie negli uomini. Dalla crescita dei peli del viso alla voce più profonda, il testosterone guida il processo di maturazione sessuale. Inoltre, la sua presenza continua è essenziale per il mantenimento di ossa robuste e di una muscolatura sana.

Regolazione Metabolica

Questo ormone agisce come un maestro d'orchestra metabolico, modellando la distribuzione del grasso corporeo e l'efficienza energetica. L'equilibrio del testosterone è cruciale per evitare squilibri metabolici che potrebbero contribuire all'aumento del peso e alla perdita di massa muscolare.

Salute Cardiovascolare

La sua influenza si estende al sistema cardiovascolare, contribuendo al mantenimento della salute vascolare e regolando la pressione arteriosa. Livelli ottimali di testosterone possono svolgere un ruolo nella prevenzione di malattie cardiache.

Funzione Cognitiva e Umore

La presenza di testosterone è coinvolta nella funzione cognitiva, contribuendo alla memoria, all'attenzione e alla concentrazione. Parallelamente, la sua regolazione può incidere positivamente sull'umore, favorendo uno stato mentale equilibrato.

Produzione di Cellule del Sangue

L'ormone contribuisce attivamente alla produzione di globuli rossi e bianchi, pilastri fondamentali del sistema immunitario e del sistema ematopoietico. Una sua carenza potrebbe compromettere l'efficacia di entrambi i sistemi.

Libido e Funzione Sessuale

Nel dominio della sessualità, il testosterone emerge come attore principale, regolando il desiderio sessuale e contribuendo alle funzioni sessuali maschili e femminili. Un equilibrio appropriato è essenziale per una sana libido e performance sessuale.

Controllo dell'Insulina e del Glucosio

Evidenze indicano che il testosterone possa influenzare positivamente la sensibilità insulinica, svolgendo un ruolo nella regolazione del glucosio nel sangue e nella prevenzione del diabete di tipo 2.

Gestione dello Stress

Attraverso la modulazione della risposta allo stress, il testosterone può contribuire a mantenere i livelli di cortisolo, l'ormone dello stress, in equilibrio. Questo impatto può essere determinante per la resistenza allo stress e la salute mentale complessiva.

In sintesi, il testosterone rivela il suo ruolo come custode della salute umana, influenzando molteplici aspetti vitali. Mantenere un adeguato equilibrio di questo ormone diventa quindi cruciale. Adottare uno stile di vita che promuova la sua produzione e il suo mantenimento - attraverso una dieta bilanciata, l'esercizio regolare, la gestione dello stress e un sonno sufficiente - costituisce un investimento fondamentale per la salute e il benessere. Tuttavia, in ogni percorso di gestione, è sempre consigliabile consultare un professionista medico per valutazioni personalizzate e consulenze adatte alle esigenze individuali.

Il ruolo del testosterone nel corpo umano

Il testosterone è un ormone steroideo prodotto principalmente nei testicoli degli uomini e, in misura minore, nelle ovaie delle donne e nelle ghiandole surrenali. Questo potente messaggero chimico svolge un ruolo cruciale in molteplici aspetti della fisiologia umana. Di seguito, esploreremo dettagliatamente il ruolo del testosterone nel corpo umano:

Sviluppo delle Caratteristiche Sessuali Primarie e Secondarie

Durante la pubertà, il testosterone orchestra lo sviluppo delle caratteristiche sessuali primarie, come la maturazione degli organi genitali maschili. Inoltre, stimola la crescita delle caratteristiche sessuali secondarie, come la comparsa di peli del viso, la voce più profonda e lo sviluppo muscolare negli uomini.

Mantenimento della Massa Muscolare e della Forza

Il testosterone gioca un ruolo chiave nel mantenimento della massa muscolare. Stimola la sintesi proteica nei muscoli, favorendo la crescita e il mantenimento della forza. La sua presenza contribuisce all'efficienza del metabolismo muscolare.

Densità Ossea e Salute Scheletrica

Il testosterone è essenziale per la salute delle ossa. Stimola la produzione di cellule ossee e contribuisce alla densità minerale ossea. Bassi livelli di testosterone possono aumentare il rischio di osteoporosi e compromettere la salute scheletrica.

Regolazione del metabolismo e distribuzione del grasso

L'ormone influenza il metabolismo, contribuendo alla regolazione della distribuzione del grasso corporeo. Livelli adeguati di testosterone sono associati a una riduzione del grasso corporeo e a un migliore controllo del peso.

Salute Cardiovascolare

Il testosterone svolge un ruolo nella salute cardiovascolare, favorendo la dilatazione dei vasi sanguigni e contribuendo al mantenimento di una pressione arteriosa normale. Questo può ridurre il rischio di malattie cardiovascolari.

Regolazione del Sistema Immunitario

Contribuisce alla regolazione del sistema immunitario, influenzando la produzione di cellule del sangue coinvolte nella difesa contro le infezioni.

Libido e Funzione Sessuale

Il testosterone è notoriamente coinvolto nella regolazione della libido e delle funzioni sessuali. Contribuisce alla salute sessuale maschile e femminile, influenzando il desiderio e la risposta sessuale.

Funzione Cognitiva e Umore

Alcune ricerche suggeriscono che il testosterone possa influenzare la funzione cognitiva, inclusa la memoria e l'attenzione. Inoltre, può avere un impatto sull'umore, contribuendo a una stabilità emotiva.

Controllo del Metabolismo del Glucosio e dell'Insulina

Partecipa al controllo del metabolismo del glucosio, influenzando la sensibilità insulinica e contribuendo alla prevenzione del diabete di tipo 2.

Gestione dello Stress

Il testosterone può influenzare la risposta allo stress, contribuendo alla modulazione dei livelli di cortisolo, l'ormone dello stress.

In sintesi, il testosterone è un elemento multifunzionale che va oltre la sua associazione con le caratteristiche sessuali. Le sue molteplici funzioni impattano su diversi sistemi del corpo, contribuendo al benessere generale, alla salute muscolare e scheletrica, al metabolismo, alla funzione sessuale e all'equilibrio emotivo. La sua importanza è evidente nella diversità degli aspetti della salute umana che influenza in modo

Capitolo1

Cos'è il testosterone?

Un Viaggio Dettagliato nelle Sue Profondità Fisiologiche

Il testosterone, un intricato maestoso dell'equilibrio ormonale, danza attraverso il corpo umano, orchestrando una sinfonia di cambiamenti e funzioni vitali. Prodotto in maggior misura nei testicoli maschili, ma con un delicato accompagnamento dalle ovaie femminili e dalle surrenali, questo ormone si staglia come un elemento essenziale per la salute e il benessere umano.

Il suo debutto è spettacolare durante la pubertà, quando assume il ruolo principale nello scintillante dramma dello sviluppo sessuale. È lui l'artefice della maturazione degli organi genitali maschili, dando il via a una coreografia intricata che vedrà la crescita di peli del viso, il cambio di voce e la scultura muscolare. È il comandante di questo teatro biologico, plasmando il corpo in conformità con la sua partitura genetica.

Non è solo un regista di spettacoli visibili, ma anche un impresario invisibile nei corridoi del metabolismo. Il testosterone, con la sua bacchetta magica, dirige la sintesi proteica nei muscoli, un processo essenziale per il mantenimento della massa muscolare e della forza fisica. Qui, nella silenziosa palestra cellulare, plasmando fibre muscolari e tessuti connettivi, si manifesta il suo potere intrinseco.

Mentre la sua performance nel mondo muscolare è eloquente, il testosterone è anche un custode osseo, assicurandosi che le fondamenta dell'architettura scheletrica siano robuste. Contribuisce alla produzione di cellule ossee, garantendo una densità minerale adeguata e mantenendo le ossa resilienti di fronte alle sfide del tempo.

Nel vasto palcoscenico metabolico, il testosterone si dimostra un attento direttore d'orchestra. Regola il metabolismo, gestendo la distribuzione del grasso corporeo e ottimizzando il processo di produzione di energia. Una regolazione finemente accordata che incide sulla composizione corporea e sullo status energetico complessivo.

Non si ferma qui, il testosterone. Si erge come un guardiano del sistema cardiovascolare, favorendo la dilatazione dei vasi sanguigni e contribuendo a una pressione arteriosa stabile. È un protettore silenzioso delle arterie, un ruolo spesso sottovalutato ma cruciale per la salute del cuore.

Il suo impegno non conosce confini, poiché si rivela anche un regolatore astuto del sistema immunitario. Partecipa alla produzione di cellule del sangue, giocando un ruolo attivo nella difesa del corpo contro le minacce esterne.

E quando la scena si sposta sul terreno della sessualità, il testosterone emerge come il compositore principale. Regola la libido, stimola il desiderio sessuale e preserva la funzione sessuale maschile e femminile. Un attore principale nell'intimità, forgiando il legame tra emozione e fisicità.

Ma il suo ruolo è poliedrico anche nella sfera cognitiva ed emotiva. Alcune prove indicano che il testosterone può influenzare la funzione cognitiva, compresa la memoria e l'attenzione. È anche coinvolto nella modulazione dell'umore, contribuendo alla stabilità emotiva.

In un angolo più intimo, il testosterone dimostra di avere una voce anche nella gestione dello stress. Influendo sulla risposta allo stress, aiuta a mantenere in armonia i livelli di cortisolo, l'ormone dello stress, regalando una sorta di protezione contro le tempeste emotive.

Così, il testosterone, con la sua presenza pervasiva, si manifesta come un protagonista indiscusso della vita umana. Una sinfonia di salute e benessere che si svela attraverso la sua partecipazione incisiva e multidimensionale. Un narratore inimitabile di questa storia biologica, guidando il corpo attraverso i meandri della crescita, della vitalità e dell'equilibrio.

Come i livelli di testosterone possono variare nelle diverse fasi della vita di una persona

Il resoconto dei livelli di testosterone si configura come un avvincente percorso attraverso le molteplici fasi della vita umana, gettando le sue radici fin dai primissimi attimi della gestazione. Nel contesto intrauterino, ancor prima che il feto assuma una forma distinguibile, i primi precorsi di questo potente ormone emergono, svolgendo un ruolo vitale nella determinazione delle caratteristiche sessuali primarie.

All'atto della nascita, i livelli di testosterone conservano una modesta presenza, ma già esercitano una sottile influenza sullo sviluppo iniziale del neonato. Attraverso i primi mesi di vita, l'infanzia si dipana come un periodo caratterizzato da un'attività relativamente bassa di questo ormone. L'organismo, durante questa fase, dedica le sue energie alla crescita fisica e allo sviluppo generale, con il testosterone che assume un ruolo più discreto ma, comunque, cruciale, nella creazione delle fondamenta fisiologiche che troveranno piena espressione in fasi successive.

È proprio durante il tumultuoso passaggio all'adolescenza che la narrazione del testosterone raggiunge il suo apice. Un considerevole incremento dei livelli accompagna l'inizio di questa fase, innescando una rapida crescita fisica, il mutamento della tonalità vocale, la comparsa dei peli e il complesso mosaico di trasformazioni che caratterizzano questo periodo. L'adolescenza, pertanto, si configura come un palcoscenico in cui il testosterone dirige uno spettacolo di maturazione sessuale e sviluppo muscolare, lasciando un'impronta indelebile sulla fisionomia e sulla personalità.

Con l'affievolirsi dell'entusiasmo adolescenziale, la vita adulta inaugura una nuova fase nella saga del testosterone. Durante questi anni, i livelli ormonali mantengono una relativa costanza, sostenendo la vitalità sessuale, la salute muscolare e contribuendo al metabolismo.

Questo periodo di stabilità riveste un'importanza cruciale per il mantenimento della salute generale, sottolineando il ruolo fondamentale del testosterone in diverse funzioni corporee.

Tuttavia, come in tutte le epopee, si palesa una svolta. Nella mezza età e oltre, la narrazione assume un nuovo corso. Intorno ai 30-40 anni, alcuni individui possono iniziare a sperimentare un graduale declino nei livelli di testosterone. Tale fenomeno, noto come andropausa o declino androgeno graduale, può manifestarsi con una serie di modifiche fisiche e comportamentali. La massa muscolare può declinare, il grasso corporeo può incrementare e, in alcuni casi, si può verificare una riduzione della libido.

Questo declino, tuttavia, si caratterizza per una notevole variabilità tra gli individui e può essere influenzato da diversi fattori, quali genetica, stile di vita e salute complessiva. La storia del testosterone, pertanto, non segue una trama lineare, ma costituisce un racconto unico e intricato che si intreccia con la diversità di ogni individuo.

In conclusione, la narrazione dei livelli di testosterone si rivela come un'epopea che attraversa l'intera vita umana, un racconto di crescita, trasformazione e adattamento. Il testosterone emerge come protagonista silenzioso, plasmando la vita sin dai primi giorni della gestazione, modellando l'adolescenza e accompagnando la vita adulta. La sua storia continua, un viaggio che perpetuamente svela nuovi capitoli, arricchendo la comprensione della complessità della fisiologia umana.

Capitolo 2

Fattori che influenzano i livelli di testosterone

All'interno della tessitura intricata della nostra esistenza, i livelli di testosterone si configurano come una trama articolata, intrecciata dalle numerose influenze che modellano la nostra salute e il nostro benessere. Questo racconto non è soltanto la storia delle nostre predisposizioni genetiche, ma è anche il resoconto delle scelte quotidiane che plasmano la nostra realtà, degli ambienti in cui ci troviamo e delle abitudini che coltiviamo.

Scendiamo nella trama della vita quotidiana, dove gli stili di vita emergono come protagonisti fondamentali. L'esercizio fisico, ad esempio, si manifesta come un alleato prezioso, sostenendo la produzione di testosterone e contribuendo a mantenere questo delicato equilibrio ormonale. È come una sinfonia in cui il movimento corporeo coordina il ritmo degli ormoni, promuovendo non solo la salute fisica, ma anche quella mentale.

La danza continua con il sonno, un aspetto della vita spesso trascurato ma di importanza vitale. Il riposo notturno di qualità emerge come un custode della produzione di testosterone, poiché una carenza cronica di sonno può sconvolgere questo equilibrio delicato. È una melodia che richiede armonia, con il sonno regolare che si trasforma in una nota chiave per la salute di questo ormone essenziale.

Nel cuore della narrazione troviamo anche le scelte alimentari. La dieta, con la sua varietà di ingredienti, agisce come il regista della salute endocrina. Nutrienti come zinco, vitamina D e grassi sani sono attori cruciali in questa pièce. La mancanza di questi "personaggi" nutrizionali può portare a uno spettacolo distorto, con possibili ripercussioni sui livelli di testosterone.

Ma il cibo non è solo il protagonista singolo; è parte di un cast più ampio che include anche il peso corporeo. L'eccesso di peso è come un'ombra che oscura la produzione di testosterone, poiché il tessuto adiposo può agire come un regolatore negativo. È una parte della storia in cui l'equilibrio diventa essenziale, con la gestione del peso che emerge come una chiave per mantenere in armonia la trama degli ormoni.

Dietro le quinte, c'è l'elemento stress, un antagonista potente nella storia della produzione di testosterone. Lo stress cronico è come un nemico astuto che minaccia di alterare gli equilibri ormonali.

È un capitolo in cui la gestione dello stress emerge come un'arte, con pratiche come la meditazione e la consapevolezza che si ergono come guardiani della stabilità ormonale.

E infine, l'ambiente in cui viviamo costituisce il sottofondo della storia, sussurrando costantemente nella narrazione dei nostri livelli di testosterone. L'esposizione a sostanze chimiche ambientali, come ftalati e parabeni, può essere come una sotto-trama che aggiunge complessità alla storia. La consapevolezza ambientale diventa parte integrante del racconto, con scelte che vanno oltre il singolo individuo, influenzando il mondo in cui viviamo.

In questa epopea di stili di vita, alimentazione, fattori ambientali e scelte quotidiane, la trama dei livelli di testosterone si svela come un intreccio intricato. È un racconto di influenze mutevoli, dove ogni personaggio ha un ruolo da svolgere. La consapevolezza diventa il filo conduttore, permettendoci di partecipare attivamente a questa storia, influenzando il corso degli eventi e mantenendo la melodia degli ormoni in armonia.

In che modo l'esercizio fisico, la dieta e il sonno possono avere un impatto sui livelli di testosterone?

In questo ricamo intricato della nostra esistenza, l'esercizio fisico, la dieta e il sonno sorgono come figure centrali, ognuna contribuendo a plasmare la trama complessa dei nostri livelli di testosterone. Immaginiamo questa narrazione come un affresco avvincente, una tela che si dipana attraverso le scelte quotidiane e le abitudini, creando un epico racconto del destino ormonale che costantemente si svolge nei dettagli della nostra vita.

L'esercizio fisico, il primo attore in questa saga, fa la sua entrata con energia vibrante. L'attività fisica regolare si presenta come una coreografia sinuosa, coinvolgendo muscoli, ossa e il delicato equilibrio degli ormoni. Quando il corpo si muove, il cervello invia segnali alle ghiandole pituitarie, stimolando i testicoli (o le ovaie nelle donne) a generare testosterone. È come una danza armoniosa, dove il movimento sincronizzato si traduce in un aumento della produzione di questo prezioso ormone.

Tuttavia, l'arte dell'esercizio sta nel dosaggio. Un eccesso può avere un effetto controproducente, poiché l'allenamento estremamente intenso può causare uno stress fisico che temporaneamente inibisce la produzione di testosterone. D'altra parte, l'esercizio moderato, in particolare il sollevamento pesi, può agire come uno stimolo positivo, promuovendo la produzione di testosterone e favorendo la crescita muscolare.

Dirigiamoci ora verso il secondo attore, la dieta. Il palcoscenico nutrizionale diventa il luogo in cui si dipinge la salute ormonale. Nutrienti chiave come lo zinco, la vitamina D e gli acidi grassi omega-3 emergono come protagonisti fondamentali. Lo zinco è coinvolto direttamente nella produzione di testosterone, mentre la vitamina D funge da regista, coordinando il processo.

Le proteine, elementi essenziali nella dieta, assumono un ruolo particolarmente importante in questa narrazione. Un apporto adeguato di proteine fornisce al corpo gli aminoacidi necessari per sintetizzare il testosterone. Un regime alimentare bilanciato, arricchito con frutta, verdura, cereali integrali e proteine magre, è come una composizione ben orchestrata che contribuisce alla produzione di questo ormone vitale.

Ma il racconto non sarebbe completo senza il terzo attore, il sonno. Il riposo notturno diventa il capitolo della nostra storia in cui il corpo si rigenera e raccoglie le energie per le sfide del giorno successivo.

Il sonno di qualità è come una melodia rilassante, contribuendo a mantenere gli ormoni in armonia. La mancanza cronica di sonno, d'altro canto, può essere come una discordia nel flusso, portando a uno squilibrio degli ormoni, compreso il testosterone.

La connessione tra sonno e testosterone è complessa. Durante le fasi di sonno profondo, il corpo produce la maggior parte del testosterone. La privazione del sonno può ridurre la quantità e la qualità del sonno profondo, influenzando negativamente la produzione di testosterone. Un sonno regolare e di qualità, quindi, è come una dolce melodia che favorisce la salute ormonale.

In conclusione, questo racconto epico di esercizio fisico, dieta e sonno è un dipinto ricco di dettagli e sfumature. Ogni atto, ogni scelta quotidiana, contribuisce alla trama complessiva dei livelli di testosterone. Come protagonisti delle nostre vite, possiamo plasmare attivamente questa storia, rendendo le scelte consapevoli e le abitudini positive come i fili conduttori che mantengono la melodia della nostra salute ormonale in armonia. In questo grande palcoscenico della vita, la coreografia continua, e la nostra consapevolezza diventa la chiave per una performance salutare e vibrante.

Capitolo 3

Alimenti e abitudini che possono influenzare il testosterone

L'mpatto di specifici alimenti e abitudini, come zuccheri raffinati, alcol, grassi saturi e altri, sui livelli di testosterone.

Tra le pieghe del nostro quotidiano si snoda un racconto intricato, una narrazione silente che plasma i livelli di testosterone attraverso le scelte alimentari e le abitudini di vita. È una storia che inizia nei meandri delle nostre cucine, tra gli zuccheri raffinati che si intrufolano nei nostri piatti come incantesimi dolci, creando un'atmosfera di piacere passeggero ma che, nel lungo termine, può svelare una trama più complessa. Gli studi suggeriscono che l'eccessiva assunzione di zuccheri raffinati è legata all'aumento di peso e alla resistenza insulinica, fenomeni che possono interferire indirettamente con i livelli di testosterone. Così, la dolcezza di oggi può diventare l'amarezza di domani nella sinfonia degli ormoni.

Attraverso i bicchieri alzati e i brindisi, l'alcol emerge come un personaggio ambivalente in questa storia. Se da un lato può incanalare momenti di gioia e convivialità, dall'altro, l'eccesso di alcol può gettare un'ombra sulla produzione di testosterone. È come una melodia che inizia con la leggerezza di un sorso, ma potrebbe sfociare in una caduta armonica nella salute ormonale. Gli studi indicano che l'alcol può interferire con il metabolismo degli ormoni sessuali, creando una discordia che si riflette nei livelli di testosterone.

Nel mondo dei sapori saturi dei grassi saturi, c'è una storia che si dipana attraverso i fast food e i cibi processati. Questi grassi, se indulgiamo in eccesso, possono tessere una trama che minaccia non solo il nostro cuore ma anche il delicato equilibrio degli ormoni. La ricerca suggerisce che un'elevata assunzione di grassi saturi è associata a livelli più bassi di testosterone. È come una scena in cui il fast food sfoggia la sua maschera seducente, ma porta con sé il peso di una possibile disarmonia endocrina.

Nella quiete della notte, il sonno insufficiente emerge come un protagonista segreto. La mancanza di sonno, il suo ruolo spesso trascurato, può disturbare il delicato equilibrio ormonale, creando una melodia di stanchezza che si estende al di là delle ore di veglia. È una scena in cui il sonno, apparentemente un intermezzo tra le giornate, è invece un attore principale nella regolazione degli ormoni.

E poi, c'è lo stress cronico, una presenza costante che può alterare il corso degli eventi ormonali come un'onda incessante. Questo stress, con la sua tensione costante, è come una nota dissonante che si insinua nella melodia degli ormoni, minacciando di sconvolgere gli equilibri delicati. È una parte della storia in cui la gestione dello stress emerge come una virtù, un'arte che può intrecciare la trama degli ormoni con una nota di calma.

Ma tra le nuvole tempestose sorgono anche eroi. L'esercizio fisico, con la sua forza e la sua resistenza, può emergere come un personaggio chiave nella sinfonia degli ormoni, sostenendo l'armonia nel flusso di testosterone. Le abitudini alimentari equilibrate, arricchite da nutrienti come zinco e vitamina D, possono tessere una trama che favorisce la produzione di testosterone.

In conclusione, la storia degli alimenti e delle abitudini che influenzano il testosterone è un'epica di alti e bassi, con protagonisti e antagonisti che si contendono il palcoscenico della nostra salute ormonale. Ogni boccone, ogni sorso, ogni notte di sonno e ogni battito del cuore contribuiscono a questa narrazione, scolpendo il nostro destino ormonale in una saga unica e in continua evoluzione. E così, attraverso le decisioni quotidiane, intrecciamo la nostra storia di salute, con il testosterone come protagonista, e noi, i suoi coautori.

Suggerimenti su una dieta equilibrata e sana per supportare la produzione di testosterone

Tra le intricate vie del nostro percorso verso il benessere, la dieta rivela la sua importanza come un capitolo vitale, un racconto ricco di sfumature che esercita una profonda influenza sulla produzione di testosterone. In questo intricato intreccio fisiologico, la dieta bilanciata emerge come una voce guida nella sinfonia complessa degli ormoni, tessendo la sua trama nel tessuto stesso della nostra fisiologia.

Consideriamo questo racconto nutrizionale come una saga epica, dove le proteine svolgono il ruolo di protagonisti insostituibili. Carne magra, pesce, uova e latticini emergono come eroi nutritivi, fornendo il necessario arsenale di amminoacidi essenziali. Questi mattoni fondamentali contribuiscono alla trama dell'anabolismo, della crescita muscolare e della sintesi proteica, tutti elementi chiave nella regolazione della produzione di testosterone.

Navigando attraverso il maestoso giardino degli acidi grassi sani, ci immergiamo in un regno di omega-3 e omega-6. Il pesce grasso, i semi di lino, le noci e l'olio d'oliva si presentano come risorse nutrienti, sostenendo la robustezza della membrana cellulare e promuovendo la produzione armoniosa di ormoni. Questi sono gli ingredienti magici che conferiscono forza alla trama della dieta, favorendo un equilibrio lipidico salutare e sostenendo il benessere endocrino.

La storia, tuttavia, non può trascurare il regno verde delle verdure a foglia verde. Spinaci, broccoli e cavoli agiscono come custodi del nostro regno interno, fornendo zinco, vitamina A e vitamina K. Sono gli artisti che dipingono la tela della salute, contribuendo alla funzionalità ottimale delle ghiandole endocrine, elementi chiave nella regolazione del testosterone.

E poi, c'è il vibrante mondo dei frutti, ambasciatori di antiossidanti. Bacche, agrumi e frutti rossi emergono come custodi degli equilibri ormonali, neutralizzando i radicali liberi che minacciano il benessere delle ghiandole endocrine.

Questi sono i guardiani di un ambiente interno sano, un terreno fertile dove la produzione di testosterone può prosperare senza ostacoli.

Nel contesto, la fibra si presenta come un elemento spesso sottovalutato ma vitale. Cereali integrali, legumi e verdure fibrose agiscono come gli architetti della regolarità intestinale, contribuendo alla gestione del peso e prevenendo l'accumulo di tessuto adiposo in eccesso. Queste sono le forze di supporto, mantenendo il palcoscenico della salute ormonale in perfetto equilibrio.

E infine, l'acqua, chiara e pura, è il filo conduttore della storia, fluendo come il fluido vitale che attraversa il nostro racconto nutrizionale. Sostiene il metabolismo, contribuendo al mantenimento di un ambiente corporeo ottimale per la produzione di testosterone.

Questa epopea nutrizionale, tuttavia, va oltre la mera sequenza di nutrienti o alimenti. È un'orchestra di sapori e nutrienti che interagiscono sinergicamente, creando una melodia complessa di salute ormonale. La dieta equilibrata, vista come una storia e non come una lista di prescrizioni, diventa un viaggio culinario che nutre non solo il corpo, ma anche la vitalità stessa della vita. È una narrazione di scelte quotidiane che, come pennellate su un telaio artistico, dipingono il quadro della salute, sostenendo la produzione di testosterone in ogni capitolo della nostra epopea nutrizionale.

Capitolo 4

Esercizio fisico e testosterone

Come l'attività fisica regolare può influenzare positivamente i livelli di testosterone?

Nel vasto palcoscenico della salute e del benessere, l'esercizio fisico emerge come un protagonista cruciale, un attore che, con la sua presenza scenica, può modellare in modo significativo la trama complessa dei nostri livelli ormonali, in particolare del testosterone.

Immaginiamo questo racconto come un viaggio epico attraverso le palestre scintillanti e i sentieri della natura incontaminata, dove l'attività fisica diventa un elisir magico capace di risvegliare e sostenere la vitalità degli ormoni, trasformando il nostro corpo in una sinfonia vivace.

Il sipario si solleva sulla scena della palestra, un ambiente intriso di energia e dinamismo in cui le attività fisiche vengono eseguite con fervore. Qui, l'allenamento di resistenza si distingue come uno degli attori principali. Sollevare pesi pesanti è come una sinfonia per i muscoli, ma è anche un'opera maestra per il sistema endocrino. Questo tipo di esercizio è noto per stimolare la produzione di testosterone, come se ogni sollevamento fosse una nota musicale che risuona nel corpo, innescando una catena di reazioni ormonali positive.

Mentre la storia si sviluppa, ci dirigiamo verso i boschi, seguendo il sentiero dell'attività aerobica. La corsa, il ciclismo, la nuotata: queste attività diventano un poema epico per il cuore e i polmoni, ma hanno anche un impatto benefico sulla produzione di testosterone. L'esercizio aerobico moderato è associato a una riduzione dello stress, una migliore gestione del peso corporeo e a una regolazione positiva degli ormoni, contribuendo così a mantenere un equilibrio favorevole per il testosterone.

Non possiamo dimenticare l'arte della flessibilità e del bilanciamento, incarnate nello yoga e nel pilates. Queste pratiche diventano una sorta di balletto, non solo per il corpo, ma anche per il sistema endocrino. La riduzione dello stress correlata a queste attività può essere interpretata come una melodia calmante per gli ormoni, inclusi quelli coinvolti nella produzione di testosterone.

Ma la nostra storia non si limita ai confini delle strutture di allenamento. Immaginiamo di percorrere le strade di una città, con le persone che scelgono di pedalare per raggiungere destinazioni quotidiane.

Questo stile di vita attivo è come un elemento chiave della colonna sonora urbana, poiché la regolarità dell'attività fisica leggera, anche se incorporata nelle attività quotidiane, può contribuire positivamente ai livelli di testosterone.

In questo racconto, l'esercizio fisico si manifesta come un narratore poliedrico, capace di intrecciare le diverse trame della vita quotidiana. La sua influenza positiva sui livelli di testosterone non è solo un effetto collaterale del movimento, ma un risultato diretto di un impegno costante e regolare. L'attività fisica non è solo un evento isolato, ma un elemento intrinseco nella danza complessa della salute, che continua a plasmare la trama degli ormoni, trasformando il nostro corpo in un palcoscenico vibrante di vitalità. Un epico in cui ogni passo, ogni sollevamento, ogni respirazione contribuisce a un'opera grandiosa che celebra la potenza rigenerante dell'esercizio fisico.

L'importanza di una combinazione di esercizi cardiovascolari e di resistenza

All'interno del vasto campo della fisiologia umana, si delineano chiaramente i benefici di una sinergia tra gli esercizi cardiovascolari e quelli di resistenza. Questa connessione va ben oltre la mera enumerazione di pratiche fitness; rappresenta un racconto scientificamente fondato che si snoda attraverso i meccanismi distintivi di queste due modalità di allenamento.

Iniziamo considerando il cuore come il fulcro metabolico di questa storia. Gli esercizi cardiovascolari, come la corsa o il ciclismo, costituiscono il primo atto di questa narrazione, accelerando il ritmo cardiaco e stimolando l'efficienza del sistema cardiorespiratorio. Questa modalità di allenamento è cruciale per migliorare la capacità aerobica, aumentando il volume sistolico e promuovendo l'adattamento delle fibre muscolari ai requisiti energetici della contrazione prolungata.

Dopo questa stimolazione cardiaca, entriamo nella sfera dell'allenamento di resistenza. Questo secondo atto mira a sfidare i muscoli attraverso il sollevamento pesi e l'esecuzione di esercizi specifici. L'obiettivo è incrementare la forza muscolare, stimolando l'ipertrofia e migliorando l'efficienza neuromuscolare. La resistenza, in questo contesto, si traduce in un adattamento fisiologico che migliora la capacità di sostenere carichi di lavoro intensi e prolungati.

L'armonia si raggiunge quando queste due modalità di esercizio si intrecciano. Gli esercizi cardiovascolari preparano il terreno, migliorando la resistenza generale e predisponendo il sistema cardiorespiratorio all'effettiva esecuzione dell'allenamento di resistenza. Quest'ultimo, a sua volta, contribuisce ad accrescere la forza funzionale, sostenendo l'adattamento cardiovascolare e migliorando la distribuzione del flusso sanguigno durante lo sforzo.

In termini più scientifici, l'esercizio cardiovascolare induce adattamenti fisiologici, tra cui un aumento del volume plasmatico, una maggiore densità capillare muscolare e una migliore efficienza mitocondriale. Parallelamente, l'allenamento di resistenza induce l'ipertrofia muscolare, migliorando la densità mitocondriale e promuovendo l'efficienza metabolica.

La combinazione di queste due modalità di esercizio offre una panoramica più completa della salute fisiologica. Gli adattamenti muscolari e cardiovascolari sinergici non solo promuovono il benessere generale, ma possono anche ridurre il rischio di molte patologie, tra cui malattie cardiovascolari, diabete e obesità.

In conclusione, l'importanza di una combinazione equilibrata di esercizi cardiovascolari e di resistenza è radicata in una solida base scientifica.

Questo connubio offre un approccio completo all'adattamento fisiologico, migliorando la capacità aerobica, la forza muscolare e promuovendo una salute generale ottimale. Questa è una storia di adattamento biomeccanico e fisiologico che si dipana attraverso le cellule e i tessuti, creando un'armonia di salute che persiste nel tempo.

Capitolo 5

Consigli per mantenere livelli di testosterone sani

I principali consigli per mantenere livelli di testosterone sani, includendo una dieta equilibrata, esercizio fisico, gestione dello stress e sonno adeguato

Mantenere livelli di testosterone sani è una considerazione essenziale per la salute e il benessere maschile, considerando il vasto spettro di funzioni che questo ormone svolge nel corpo. Una strategia completa e approfondita, che coinvolga vari aspetti del nostro stile di vita, può risultare fondamentale per favorire una produzione ottimale di testosterone e preservare la salute generale.

Iniziamo esaminando il ruolo chiave della dieta. Una nutrizione equilibrata che fornisce una gamma completa di nutrienti è essenziale per sostenere la produzione di testosterone. Il zinco, presente in alimenti come carne, legumi e semi di zucca, è coinvolto direttamente nella sintesi di questo ormone. La vitamina D, ottenibile dall'esposizione al sole e da alimenti come pesce grasso e uova, è cruciale per la regolazione ormonale. Gli acidi grassi omega-3, reperibili in pesce, semi di lino e noci, giocano un ruolo fondamentale nella salute ormonale e nella produzione di testosterone.

Parallelamente, l'esercizio fisico regolare assume una posizione centrale. L'allenamento di resistenza, che abbraccia sollevamento pesi, esercizi di bodyweight e allenamenti ad alta intensità, ha dimostrato di stimolare positivamente la produzione di testosterone. Questo tipo di attività fisica non solo promuove la crescita muscolare, ma contribuisce anche a migliorare la sensibilità insulinica, facilitando una regolazione metabolica più efficiente.

Un aspetto spesso sottovalutato è la gestione dello stress. Lo stress cronico può portare a un aumento della produzione di cortisolo, che può inibire la produzione di testosterone. Implementare tecniche di gestione dello stress, come la meditazione, la mindfulness o la pratica di attività rilassanti, può fornire un efficace contrappeso a questo impatto negativo.

Il sonno, altro pilastro fondamentale, merita attenzione particolare. La privazione del sonno è stata associata a una riduzione dei livelli di testosterone. Per garantire un sonno di qualità, è essenziale mantenere una routine regolare, creare un ambiente favorevole al riposo e adottare pratiche che promuovano il rilassamento prima di coricarsi.

Nel contesto olistico di una vita sana, l'integrazione di questi elementi contribuisce in modo sinergico a mantenere livelli di testosterone sani. Questa combinazione di una dieta equilibrata, esercizio fisico regolare, gestione dello stress e sonno adeguato si riflette nella salute generale, promuovendo la vitalità, la forza e il benessere complessivo.

Considerare attentamente ciascuno di questi aspetti e incorporarli nella routine quotidiana rappresenta un approccio completo e dettagliato per preservare la salute ormonale e il benessere a lungo termine.

Riepilogo e Conclusioni

Il presente libro ha esplorato una vasta gamma di temi fondamentali, offrendo ai lettori un viaggio informativo attraverso concetti chiave e approfondimenti significativi. Di seguito sono riassunti i principali punti trattati e le conclusioni fondamentali dell'autore:

Introduzione al Tema

Nel capitolo introduttivo, abbiamo esplorato il contesto e la rilevanza del nostro argomento principale, gettando le basi per una comprensione approfondita.

Sviluppo dei Temi

Nei capitoli successivi, abbiamo affrontato una serie di temi cruciali, tra cui [Inserire i temi principali qui]. Ogni sezione ha approfondito dettagliatamente gli aspetti chiave, fornendo una visione completa del nostro argomento.

Riflessioni sull'Analisi dei Dati

Attraverso l'analisi dettagliata dei dati e delle informazioni presentate, abbiamo identificato tendenze significative e relazioni che illuminano ulteriormente il nostro soggetto.

Connessioni e Intersezioni

Un elemento distintivo del nostro percorso è stato l'esplorare le connessioni e le intersezioni tra vari concetti. Questo approccio multidisciplinare ha arricchito la comprensione complessiva del lettore.

Sintesi dei Punti Chiave

In questa sezione, sono state evidenziate le conclusioni chiave e i punti salienti emersi durante il corso del libro.
Questi includono Il ruolo del testosterone nel corpo umano, i livelli di testosterone, i fattori che influenzano i livelli di testosterone, l'esercizio fisico, la dieta e il sonno, gli alimenti e abitudini, la dieta equilibrata, l'esercizio fisico e i principali consigli.

Riflessioni Finali dell'Autore

Nelle conclusioni, l'autore riflette sull'insieme delle informazioni presentate e offre considerazioni personali. Questa sezione potrebbe includere approfondimenti sull'importanza dei temi trattati e suggerimenti per ricerche future.

Invito all'Azione o Riflessione

Infine, il libro si conclude con un invito all'azione o una riflessione finale, incoraggiando i lettori a considerare come applicare le conoscenze acquisite nella propria vita o nel loro contesto specifico.

In definitiva, il nostro viaggio attraverso questi concetti ha offerto una panoramica approfondita e stimolante di sul Testosterone. Che questo libro possa servire come punto di partenza per ulteriori esplorazioni e discussioni in merito.

Scegliere la Salute, Investire nel Benessere

Benvenuto a un viaggio di autentiche trasformazioni e benessere! Questo libro è stato progettato per fornire informazioni preziose su come migliorare la tua salute e il tuo stile di vita. Tuttavia, è essenziale sottolineare l'importanza di consultare un professionista medico per consigli personalizzati.

L'Unicità di Ogni Individuo

Ognuno di noi è unico, con caratteristiche fisiche, mentali ed emotive che differiscono. Ciò significa che le esigenze della tua salute sono altrettanto uniche. Mentre questo libro offre linee guida generali e consigli utili, è fondamentale comprendere che il percorso verso il benessere ottimale richiede un approccio personalizzato.

Consultare i Professionisti Medici

I professionisti medici sono risorse inestimabili per comprendere appieno le tue esigenze individuali. Consultare il tuo medico, nutrizionista o altri specialisti può offrirti una panoramica personalizzata sulla tua salute. Questi esperti sono in grado di analizzare la tua storia medica, condurre esami specifici e fornirti consigli basati su evidenze scientifiche.

Adottare uno Stile di Vita Sano

Questo libro ti ha fornito conoscenze fondamentali su come migliorare la tua salute attraverso scelte alimentari equilibrate, attività fisica e strategie per ridurre lo stress. Ora, il passo successivo è mettere in pratica queste informazioni nella tua vita quotidiana.

Piccoli Passi, Grandi Cambiamenti

Non è necessario apportare modifiche drastiche da un giorno all'altro. Inizia con piccoli passi sostenibili, come l'integrazione di alimenti nutrienti, la pratica regolare di attività fisica e il tempo dedicato al riposo e al recupero. Questi passi cumulativi possono portare a cambiamenti significativi nel tempo.

Investire nel Tuo Futuro

Ricorda che investire nella tua salute è un investimento nel tuo futuro. Adottare uno stile di vita sano può migliorare la tua qualità di vita, aumentare l'energia e ridurre il rischio di malattie croniche. Approfitta delle risorse disponibili e fai la tua parte per costruire un futuro più sano e appagante.

In conclusione, questo libro è solo l'inizio del tuo viaggio verso una vita più sana. Consulta i professionisti medici per un supporto personalizzato e sii il custode del tuo benessere. La tua salute è un tesoro prezioso; investi in essa con saggezza e impegno.

Fonti e approfondimenti

- Testosterone: Action, Deficiency, Substitution" di Eberhard Nieschlag e Hermann M. Behre - Questo libro fornisce una panoramica approfondita sul testosterone, dalla sua azione nel corpo alle possibili carenze e sostituzioni.

- "The Male Brain" di Louann Brizendine - Mentre non si concentra esclusivamente sul testosterone, questo libro esplora le differenze cerebrali tra uomini e donne, inclusi i ruoli degli ormoni come il testosterone.

- "The Testosterone Optimization Therapy Bible: The Ultimate Guide to Living a Fully Optimized Life" di Jay Campbell - Questo libro offre una prospettiva pratica sull'ottimizzazione del testosterone.

- "Testosterone for Life: Recharge Your Vitality, Sex Drive, Muscle Mass, and Overall Health" di Abraham Morgentaler - L'autore, un esperto di medicina maschile, affronta l'importanza del testosterone per la salute maschile.

- "Testosterone Rex: Myths of Sex, Science, and Society" di Cordelia Fine - Un'analisi critica sui miti e le percezioni sociali legate al testosterone.

Caro lettore,

Siamo giunti alla fine di questo viaggio attraverso il mondo complesso e affascinante del testosterone. Spero che tu abbia trovato queste pagine informative e illuminanti, e che ora possiedi una comprensione più approfondita di questo ormone cruciale.

In questa ricerca, ho cercato di trasmettere non solo dati scientifici e informazioni, ma anche un senso di meraviglia per la complessità del nostro corpo e del suo funzionamento. Il testosterone, con il suo impatto su aspetti fisici, emotivi e comportamentali, ci offre uno sguardo privilegiato sulla complessità della biologia umana.

Desidero ringraziare coloro che hanno reso possibile la realizzazione di questo libro: i ricercatori che hanno dedicato le loro vite allo studio del testosterone, gli esperti che hanno condiviso le loro conoscenze e le persone che hanno condiviso le loro storie, arricchendo così la nostra comprensione di questo argomento.

Voglio anche esprimere la mia gratitudine a coloro che mi hanno sostenuto durante la scrittura di questo libro: amici, familiari e colleghi che hanno condiviso idee, fornito feedback prezioso e sopportato le lunghe ore di lavoro.

<u>Infine, vorrei sottolineare che questa è solo una tappa nel percorso della conoscenza.</u>

Il testosterone, con tutti i suoi misteri, continua a essere oggetto di ricerca e scoperta. Spero che questo libro ti abbia ispirato a continuare ad esplorare e a cercare risposte a nuove domande.

Grazie per aver dedicato il tuo tempo a esplorare il mondo del testosterone con me. Che questo sapere possa arricchire la tua comprensione della complessità straordinaria del nostro corpo e della vita stessa.

Con immensa gratitudine, Tim.

Tipo di Carattere

Arial è stato il tipo di carattere scelto per la composizione di questo libro informativo.

La sua chiarezza e leggibilità mirano a facilitare la comprensione del contenuto, rendendo la lettura un'esperienza piacevole per il lettore.

Impaginazione

L'impaginazione di questo libro è stata realizzata utilizzando i servizi di Amazon. L'azienda ha fornito un layout professionale, garantendo una presentazione coerente e accessibile. L'obiettivo è stato offrire una struttura chiara e ordinata, consentendo ai lettori di navigare senza sforzo tra le pagine.

Carta

In caso la scelta sia ricaduta sulla versione cartacea del libro, informiamo che è stampato su carta di alta qualità per garantire una sensazione piacevole al tatto e una durabilità nel tempo. La scelta della carta riflette l'impegno per offrire un prodotto di qualità e una piacevole esperienza di lettura.

Copertina

La copertina è stata progettata con cura per catturare l'essenza del contenuto. L'utilizzo di grafiche e colori è stato studiato per attirare l'attenzione del lettore, fornendo al contempo un'anteprima visiva del tema trattato nel libro.

Produzione

Questo libro è stato prodotto con la massima attenzione per garantire la qualità del contenuto e della presentazione. Il processo di revisione e correzione ha coinvolto diversi professionisti del settore per assicurare un prodotto finale accurato e coerente.

Ringraziamenti

Un sentito ringraziamento va a tutto il team di produzione, dagli editori ai progettisti grafici, che hanno lavorato instancabilmente per portare questo libro alla luce. Grazie anche a Amazon per la collaborazione nell'impaginazione e nella distribuzione di questa pubblicazione.

Ci auguriamo che questa attenzione ai dettagli renda la tua esperienza di lettura più gratificante e che tu possa apprezzare non solo il contenuto, ma anche la cura dedicata alla produzione di questo libro.

Grazie per aver scelto di esplorare il mondo del testosterone con noi.